DE
L'HYSTÉROTOMIE.

Cet ouvrage se trouve aussi :

A Paris,   chez GABON.

A Montpellier , . . GABON–SEVALLE.

A Lyon , ... BABEUF-MILON.

A Strasbourg , . . . LEVRAULT.

A Grenoble , . . . FALCON.

A Toulouse , . . . SÉNAT et VIEUSSEUX.

A Bordeaux , . . . Ch^es LAWALE et GASSIOT.

A Marseille , . . . CAMOIN.

A Genève , ... BARBEZAT et DELARUE.

A Bruxelles , à la librairie médicale française , Marché aux Poulets, n° 1213.

DE L'IMPRIMERIE DE C. THUAU,

RUE DU CLOITRE SAINT-BENOIT, N. 4.

L'HYSTÉROTOMIE,

OU

L'AMPUTATION DU COL DE LA MATRICE

DANS LES AFFECTIONS CANCÉREUSES,

SUIVANT UN NOUVEAU PROCÉDÉ.

AVEC LA DESCRIPTION DE L'HYSTÉROTOME ET DE PLUSIEURS
AUTRES INSTRUMENS NOUVEAUX PRÉSENTÉS A LA FACULTÉ
DE MÉDECINE DE PARIS.

PAR COLOMBAT, DE VIENNE (Isère).

AVEC PLUSIEURS PLANCHES.

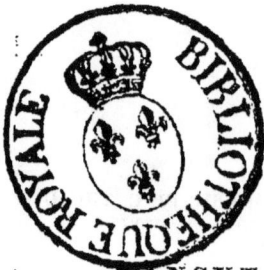

Ad extremos morbos summæ
curationes quoad rectitudinem
sunt optimæ ! ! !
HIPPOC, sect. 1, aphor. 6.

Paris,

MANSUT FILS, ÉDITEUR,
RUE DE L'ÉCOLE DE MÉDECINE, Nº 4.

1828.

A M. SERNIN.

DÉPUTÉ DE L'AUDE, DOCTEUR MÉDECIN, etc.

Daignez agréer l'hommage de ce Mémoire comme un faible gage de ma gratitude pour la bienveillance dont vous voulez bien m'honorer.

———

A mon beau-frère

P. GRAND-PRÉ,

Chevalier de l'Ordre royal de la Légion-d'Honneur, médecin à Givors (Rhône).

Silentium verbo facundius!

COLOMBAT.

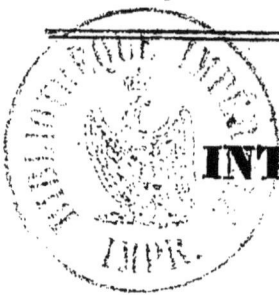

INTRODUCTION.

Comme les inventions faites dans l'intérêt de l'humanité, même les progrès
les plus faibles dans l'art de guérir, sont
des richesses qui appartiennent à tous
les hommes, il n'est plus permis, si
surtout l'on considère le degré élevé où
se trouve aujourd'hui la science, il n'est
plus permis, dis-je, de taire une découverte nouvelle, ne fût-ce que pour en
préparer de plus précieuses et d'un intérêt plus général.

Je suis loin de prétendre qu'il ne faut
qu'inventer pour faire avancer l'art; car
je sais que jamais les inventions bizarres
et les moyens mécaniques n'ont été plus
multipliés que dans les temps où la chirurgie était le moins avancée.

La fureur de l'invention a beaucoup

I.

retardé la science; mais l'esprit d'invention a accéléré sa marche en l'éclairant dans sa route, et en faisant cesser l'incertitude pénible où s'est toujours trouvé le génie, lorsque dans une découverte nouvelle il n'a pas été conduit par le jugement. « *Ars longa..... Judicium difficile !* »

Sans les procédés nouveaux, sans les découvertes utiles, la science serait encore stationnaire; c'est à force d'inventer qu'on l'a portée au degré où elle se trouve. Ce degré de perfection serait encore plus élevé si on l'avait enrichie plus tôt en généralisant l'emploi des instrumens utiles, et en rejetant le grand nombre de ceux qui n'avaient été inventés que pour suppléer à la dextérité qui manquait aux opérateurs dans les temps où l'ignorance de l'anatomie rendait l'art si timide.

Le célèbre *Louis* disait que les instrumens étaient aux opérations qui forment la partie brillante de la chirurgie, ce que les médicamens sont aux traitemens des maladies proprement dites. Cette comparaison est des plus justes : en effet, si un médecin n'a que de mauvais médicamens, il ne peut avec leur secours traiter une maladie avec succès, de même si un chirurgien, quoique fort habile, n'a que des instrumens peu convenables pour une opération, non seulement il exposera les jours du malade et le fera souffrir long-temps, mais encore, malgré les grandes difficultés qu'il aura surmontées, les assistans pourront croire que c'est par ignorance et maladresse qu'il a été si long-temps à terminer une opération qu'ils ont vu faire souvent avec promptitude et facilité.

Telle opération qui semble difficile et ne devoir être faite que par un habile opérateur, peut devenir souvent avec le

secours d'instrumens convenables, très-
simple et susceptible d'être pratiquée
promptement et avec succès par des
mains peu exercées. « *Ferrum vel nocet,
vel est spes certa salutis.* »

Depuis quelque temps l'amputation
du col de la matrice, dans les affections cancéreuses de ce viscère, a obtenu
une place dans tous les traités de chirurgie.

Un mal, regardé jusqu'à présent
comme incurable, cède presque toujours
à une opération qui n'est pas aussi douloureuse qu'on pourrait le croire, et qui
ne le serait presque pas du tout si on
opérait d'après le nouveau procédé que
je vais indiquer.

L'excision du col de la matrice, quand
ce viscère est dans des conditions convenables, n'offre pas autant de danger
qu'on se l'imagine, puisque l'extirpation
entière de cet organe a été souvent pra-

tiquée avec succès dans le cas de cancer complet. *A. Paré, Vieussens, Rousset, Wrisberg, Osiander* de Goëttingue, MM. les professeurs *Récamier* et *Marjolin, Nep. Sauter,* et depuis peu M. *Bland,* célèbre accoucheur anglais, ont enlevé complètement la matrice, et presque toutes ces opérations qu'on était en droit de regarder comme téméraires et impraticables, ont été couronnées d'un succès inattendu.

Sur trente-six amputations du col qu'a faites M. *Lisfranc,* trois malades seulement ont succombé, encore elles étaient dans des conditions peu favorables, puisque la première, qui est morte dix-huit jours après l'opération, avait non-seulement un cancer occulte au foie, mais encore, d'après ce qu'a fait reconnaître l'autopsie, elle avait derrière la matrice une espèce de cuirasse carcinomateuse qui embrassait la portion lombaire de la colonne vertébrale, et contenait une matière encéphaloïde. La seconde, qui est morte trois mois après l'opération, dans le service de M. le professeur *Fouquier* à la Charité, n'a succombé que parce qu'il y a eu récidive du cancer. Enfin la troisième a été emportée par un cancer occulte de la rate que rien n'avait pu faire soupçonner pendant la vie.

Plusieurs autres amputations ont été pratiquées en ville par différens procédés ; presque toujours un heureux succès est venu couronner ces opérations.

Deux des trente-six femmes opérées par l'habile chirurgien en chef de la Pitié, étant devenues enceintes peu de temps après l'opération, sont accouchées très-heureusement. L'une d'elles, Mme *Carpentier*, rue du Petit-Lion St.-Sauveur, a donné le jour à trois enfans vigoureux, en deux couches qui ont été moins la—

borieuses que celles qui avaient eu lieu
quelques années avant l'opération.

Les succès de M. *Lisfranc*, ceux de nos
habiles et savans chirurgiens, MM. *Du-*
puytren et *Roux*, les opérations faites en
Allemagne par M. *Osiander*, et le grand
nombre d'observations authentiques que
cite le docteur *Avenel*, de Rouen, dans
sa brillante dissertation sur le même sujet, prouvent que les plaies de la matrice
se cicatrisent assez facilement, et que
les ulcères cancéreux de ce viscère se
guérissent presque toujours par l'excision des parties malades.

Le seul argument qu'on puisse opposer à l'extirpation du col de la matrice,
si l'on emploie le procédé de M. le professeur *Dupuytren*, est la difficulté qu'il
y a d'opérer comme le fait ce grand chirurgien, qui malgré son extrême habi-
leté, est quelquefois long-temps pour terminer cette nouvelle et difficile opération.

Si au contraire on met en usage la méthode de M. *Lisfranc*, l'opération devient plus facile , mais elle a le grave inconvénient d'exercer sur un organe malade des tractions qui sont toujours très-douloureuses; d'ailleurs ce procédé, qui demande beaucoup d'adresse de la part des aides et de l'opérateur, n'est pas applicable lorsque le ramollissement du col de la matrice, ou le peu d'élasticité des ligamens empêchent que ce viscère ne soit tiré au niveau de la vulve.

Cette double objection doit tomber d'elle-même et faire disparaître les inconvéniens que je viens de signaler, si l'on adopte mon nouveau procédé opératoire, au moyen d'un instrument très-simple que j'ai imaginé pour saisir et couper circulairement avec facilité, plus ou moins avant , et d'un seul coup, le col dans le vagin après y avoir introduit un *speculum uteri.*

Les essais que j'ai faits en présence de célèbres professeurs de la Faculté (1), de plusieurs chirurgiens de la capitale, et d'un grand nombre d'élèves, ont déjà suffisamment prouvé que *l'hystérotomie* pratiquée comme je vais l'indiquer est non-seulement plus prompte et moins douloureuse, mais qu'elle offre le précieux avantage de ne pas demander des mains aussi habiles que par la méthode de MM. *Osiander, Dupuytren, Lisfranc* et *Hatin*. Afin qu'on puisse comparer tous ces procédés avec celui que je propose, j'ai cru devoir en donner la description avant de donner des détails du mien.

Comme j'entre à peine dans la carrière médicale, et que je crains de trai-

(1) J'ai été assez heureux pour obtenir surtout l'approbation de MM. *Dupuytren, Breschet, Husson*, et celle du respectable et savant professeur *Chaussier*.

ter une question trop difficile et au dessus de mes forces, n'ayant pas d'ailleurs
l'intention de faire un gros volume, mais
seulement un mémoire, j'ai dû resserrer
mon cadre autant que possible en m'abs-
tenant de me livrer à aucune considé-
ration relative aux différentes affections
de la matrice, et en me dispensant de
donner une description du col de ce viscère, et de ses rapports avec le péritoine
et le vagin. Je ne ferai pas non plus l'his-
toire du cancer et des nombreux traitemens qui ont été mis en usage jusqu'à
ce jour; mais j'exposerai les avantages
qu'offrent les moyens que je propose,
j'indiquerai les accidens et le traitement
consécutifs, enfin je donnerai tous les
détails de l'opération avec une description de *l'hystérotome* et des autres instrumens que j'ai fait lithographier avec
soin.

Un sujet aussi vaste et surtout aussi

neuf, demandait sans doute de plus grands développemens ; mais si j'omets aujourd'hui beaucoup de choses, c'est volontairement que je le fais, étant dans l'intention de revenir plus tard sur cette matière, que j'espère traiter d'une manière plus complète.

J'aurai obtenu une bien douce récompense de mon travail, et je croirai avoir atteint complètement mon but, si j'ai pu faire quelque chose pour la science et si j'ai eu le bonheur d'être utile à l'humanité, en adoucissant les souffrances de cette aimable et intéressante portion du genre humain que la nature injuste a condamné à un grand nombre de maladies qui lui sont particulières. *Propter uterum mulier tota morbus est... Uterus, sexcentarum ærumnarum, mulieribus, causa!!!* (*Democ. ad Hippoc.;* de naturâ humanâ.)

DE
L'HYSTÉROTOMIE.

——

De toutes les maladies auxquelles les femmes sont exposées, il n'en est peut-être pas de plus fréquentes, et surtout de plus graves que celles qui ont leur siége dans la matrice.

On doit, parmi celles-ci, ranger en première ligne les affections cancéreuses de cet organe, qui, presque sans exception, triomphent de tous les obstacles que la médecine leur oppose et résistent à tous les moyens connus.

Après avoir tout tenté, tout mis en usage, lorsque le mal persiste et menace de faire des progrès, il reste encore un moyen de salut; ce moyen, qui est extrême, mais qui presque toujours peut sauver la femme d'une mort inévitable, qui arrive après plus ou moins de temps et plus ou moins de souffrances; ce moyen, je le répète, qui ne doit être employé *qu'après avoir vu échouer tous les autres*, est l'amputation ou plutôt l'extir-

pation de la partie affectée. Avant de se dé-
cider, il faut d'abord s'assurer si la malade
n'est pas sous l'influence de quelques maladies internes, telles que la syphilis, le scro-
phule, les dartres, etc., etc.; et s'il existait
une de ces différentes affections, on la trai-
terait pour pratiquer plus tard l'opération.

Avant de faire connaître notre procédé,
nous allons indiquer ceux qu'on a employés
jusqu'à ce jour, ou plutôt en donner la description, afin que l'on puisse juger impartia-
lement celui d'entr'eux qui mérite la pré-
férence.

DESCRIPTION

DES DIFFÉRENS PROCÉDÉS OPÉRATOIRES.

C'est M. *Osiander*, chirurgien allemand,
qui a le premier conçu l'idée d'emporter les
parties cancéreuses de la matrice. Une tenta-
tive aussi hardie couronnée d'un succès complet engagea MM. *Dupuytren* et *Récamier* à
pratiquer cette opération qui n'a pas été
moins heureuse en France qu'en Allemagne.

Procédé de M. Osiander.

Cet habile praticien, après avoir fait mettre la malade sur le bord de son lit, comme nous l'indiquerons dans notre procédé, porte deux aiguilles courbes garnies de fils doubles sur le col de la matrice qu'il traverse dans deux points opposés de sa circonférence, et qu'il amène au niveau de la vulve en exerçant de petites tractions. Il fait ensuite la section des parties malades avec un bistouri ordinaire.

Il est inutile de dire combien ce procédé est difficile et douloureux, et combien sont nombreux les inconvéniens qu'il présente.

Procédé de M. Dupuytren.

Nous allons l'indiquer tel que nous l'avons lu, page 397, dans la médecine opératoire de *Sabatier*. La malade étant placée, comme on le verra dans notre procédé, « le chirur-
« gien introduit dans le vagin le spéculum
« qu'il a eu l'attention d'oindre d'huile, et
« le donne à maintenir à un aide. Cela fait,

2

« il saisit et attire légèrement à lui, avec la
« pince de *Muzeux*, tenue de la main gau-
« che, toute la portion du col de l'utérus,
« qui est affectée de dégénérescence carci-
« nomateuse, et il la retranche avec un cou-
« teau à deux tranchans, courbé sur son plat,
« ou mieux avec de très-longs et très-forts
« ciseaux également courbés sur leur plat
« et parfaitement tranchans, tenus de la
« main droite, et qu'il porte alternativement
« en haut, en bas et sur les côtés, en tour-
« nant en dedans leur concavité, et les fai-
« sant agir autant que possible sur les parties
« saisies au delà des limites du mal. » Ce
procédé qui est plus facile que le précédent
demande, pour être employé avec succès,
un chirurgien aussi habile que M. Dupuytren.

Procédé de M. Lisfranc.

Afin de ne rien omettre, et de mieux indiquer avec tous ses détails ce procédé, nous
croyons devoir le rapporter ici, tel qu'il est
décrit dans la belle dissertation de M. *Avenel*,
de Rouen, prosecteur des cours de médecine
opératoire de M. *Lisfranc*.

La femme est couchée comme dans les autres méthodes. « M. *Lisfranc* emploie un *speculum* composé de deux demi-cylindres d'étain sur les extrémités desquels sont soudées deux tiges de fer qui s'articulent entre elles. De cette disposition il résulte qu'en pressant sur l'extrémité libre de ces tiges les deux cylindres s'éloignent l'un de l'autre ; leur écartement permet plus facilement au col très-volumineux de s'engager dans leur capacité, et aux instrumens nécessaires à l'opération de passer. En outre, en tendant le vagin dans toute son étendue, il empêche qu'en formant une plicature vers son fond il ne vienne à couvrir plus ou moins le col. Les pinces de *Muzeux*, dont M. *Lisfranc* fait usage, sont plus longues et plus fortes que celles dont on se sert ordinairement ; leurs crochets, moins courbés, embrassent très-bien l'organe sans qu'on soit obligé de pousser très-loin leur écartement ; d'ailleurs la longueur contribue encore à écarter la main de l'aide qui les soutient. L'opérateur, après s'être assuré de la position du col pour qu'il soit embrassé plutôt, et plus aisément par le *speculum*, introduit cet instrument.

Le museau de tanche est essuyé, s'il en est besoin, afin d'assurer bien sa présence et de voir s'il n'est pas recouvert par quelque plicature vaginale. L'airigne est portée fermée immédiatement au dessous de l'organe, au moment où ses mors sont suffisamment ouverts et engagés entre le col et les parois du *speculum*, pour saisir, s'il est possible, deux points diamétralement opposés du premier; l'opérateur pousse légèrement sur eux à mesure qu'ils s'implantent dans le tissu même de la matrice.

Cette manœuvre est indispensable pour suivre le mouvement d'ascension de l'organe, mouvement qui exposerait à le saisir trop bas. On extrait le *speculum* seul très-aisément, puisque l'airigne peut passer dans l'écartement que les deux demi-cylindres laissent entre eux. Le premier soin doit consister à exercer sur l'utérus des tractions légères, lentes et graduées, à l'aide desquelles on tente de l'amener au dessous de la partie inférieure du vagin, d'abord dans la

direction de l'axe du détroit supérieur, ensuite de celui du détroit inférieur du bassin ;
mais, pour que la matrice soit mieux saisie,
et que tous les points du pourtour de la partie inférieure de son col fassent à l'extérieur
une égale saillie, le chirurgien applique les
mors d'une seconde airigne, sur les extrémités du diamètre transversal ou du diamètre
antéro-postérieur de l'organe, suivant la direction dans laquelle la première a été ap-
pliquée.

Ainsi, quelque tendance qu'éprouve l'u-
térus pendant la section à reprendre sa place
dans la cavité abdominale, les tissus mainte-
nus en place pourront être coupés, soit à la
même hauteur, soit à des hauteurs inégales,
suivant les circonstances pathologiques. Por-
tant ensuite le doigt indicateur sur le pourtour de l'insertion du vagin, insertion facile
à reconnaître à la présence d'une espèce
d'anneau au dessus duquel la pression fait
sentir le vide, le chirurgien confie les pinces à un aide intelligent, qui, par des tractions uniformes, maintient le col susceptible
d'un prolapsus plus ou moins grand, suivant

les sujets. Cet aide est en face du bassin, et l'opérateur, placé comme lui en dedans des cuisses, est, à gauche de la malade, armé d'un bistouri courbe tranchant sur sa conca-vité, dont la moitié correspondant à l'articu-lation de la lame avec le manche doit être garnie de linge jusqu'à un pouce et demi en-viron de son extrémité boutonnée, quelque-fois plus, quelquefois moins, suivant le vo-lume du col. L'opérateur commande à l'aide de relever les airignes pour imprimer à la partie inférieure de la matrice un mouve-ment de bascule qui fasse saillir davantage la partie postérieure de son col; ainsi, on verra mieux les limites de la maladie qui y siége, et l'on pourra couper plus haut. Le chirurgien glisse ensuite son doigt indica-teur gauche à demi fléchi derrière le mu-seau de tanche, mesure avec ce doigt, dont la face palmaire est dirigée en bas, la hau-teur à laquelle la section doit être faite; le bistouri est placé immédiatement au dessous de lui, et au fur et à mesure que l'instru-ment marche, il le dirige et lui sert de point d'appui, tandis que l'aide abaisse graduelle-

ment les airignes pour faire saillir à leur tour
successivement les autres points du col de la
matrice, suivant que le chirurgien doit couper à des hauteurs différentes. Il est bien en-
tendu que, la maladie pouvant s'élever plus
d'un côté que de l'autre, cet aide sera chargé,
pour que le mal soit complètement enlevé,
de donner, par les mouvemens qu'il impri-
mera aux pinces, des inclinaisons convenables à l'extrémité inférieure de la matrice,
et surtout de ne point exercer de tractions
trop fortes à mesure que la section s'achève,
dans la crainte de déchirer les tissus. Ce bistouri, d'ailleurs, doit marcher en sciant et à
petits coups, pour éviter la lésion des grandes lèvres, l'inégalité de la plaie et les écarts
dangereux. Ce temps de l'opération est assez
difficile à cause de la résistance qu'offre dans
l'état naturel le tissu du col de l'utérus.

Il est des cas dans lesquels le col est trop
volumineux pour pouvoir s'engager dans le
speculum, alors on est obligé de faire ab-
straction de cet instrument et de conduire
sur le doigt indicateur des airignes qu'on va
fixer sur le museau de tanche. »

Ce procédé qui, pour être employé, demande beaucoup d'exercice et d'adresse, serait plus facile, si, au lieu de deux pinces de Musseux, on se servait, pour tirer la matrice au niveau de la vulve, d'un instrument appelé *utéroceps* que j'ai imaginé pour saisir plus facilement le col. Cet instrument, qui est une quadruple airigne qui se meut par une tige qui en fait rapprocher ou écarter les branches, laisse mieux voir dans l'intérieur du vagin, parce que son manche est vis-à-vis le pubis ou le périnée; il offre aussi l'avantage de ne pas avoir besoin d'aides pour faire l'opération. Voyez planche 2ᵉ, fig. 11. Le procédé de M. *Lisfranc* est du reste le plus facile et le plus avantageux de ceux que j'ai indiqués; mais, comme toutes les opérations de ce genre, il a des inconvéniens que je signalerai plus tard.

Procédé de M. Hatin.

M. *Hatin* est le premier qui ait imaginé un instrument appelé *utérotome* pour pratiquer l'opération du col dans le vagin. Je signalerai les inconvéniens, à la vérité peu nombreux, qu'offre son procédé. L'opération est divisée en deux temps; dans le premier, on introduit un *speculum* à trois branches que l'on peut dilater à volonté par une vis de rappel. Ce *speculum*, qui serait un des meilleurs, s'il ne se dilatait pas dans toute sa longueur, découvre le col de la matrice qui se trouve isolée des parties voisines, et qui permet qu'on introduise dans sa cavité un instrument qui sert à maintenir le col et le corps. Cet instrument est composé de trois tiges qui s'écartent en divergeant dans l'utérus, de manière à fixer et à tendre cet organe. On introduit ensuite l'*utérotome* qui se compose de deux branches séparées qui se réunissent par une articulation semblable à celle du *forceps*, au milieu de laquelle est une ouverture pour laisser passer la tige dont l'extrémité est dans la cavité de la matrice. Ces deux branches, qu'on introduit l'une après l'autre et qu'on articule dans le *speculum*, portent, à leur extrémité utérine, deux lames en forme de croissans tranchans dont le rapprochement opère la section du

col. Ce procédé, qui est du reste fort ingé-
nieux, a l'inconvénient, 1° de demander
beaucoup d'adresse de la part de l'opérateur; 2° il est quelquefois difficile d'articuler
les branches de l'utérotome dans le *specu-*
lum ; 3° l'instrument dont on se sert est ex-
trêmement compliqué; 4° il peut se faire qu'il
soit impossible d'introduire dans l'utérus
l'instrument qui doit le fixer, parce que souvent son orifice est bouché, surtout lorsque
le col est dur et squirrheux. « *Quibus os*
« *uteri durum est, his necesse est os uteri*
« *clausum esse* », dit Hippocrate, dans
l'aphorisme LIV, sect. 5. D'ailleurs il peut
résulter des accidens fâcheux de l'introduction forcée d'un corps étranger dans la matrice, surtout lorsqu'elle est déjà malade et
enflammée.

Il me reste à présent à parler du procédé
que je propose, et à faire la description de
l'instrument que j'ai imaginé pour pratiquer
l'hystérotomie dans le vagin.

DESCRIPTION DE L'HYSTÉROTOME.

Le grand nombre d'amputations du col de la matrice, que j'ai vu faire, surtout par M. *Lisfranc*, m'a prouvé qu'il n'y avait que les tractions exercées sur cet organe qui fussent douloureuses, et que la section du col ne faisait presque pas souffrir les malades (1).

Cette opération, qui paraît si simple et si facile, lorsqu'elle est pratiquée par l'habile chirurgien que je viens de citer, offre, surtout par les autres procédés, pour des mains moins exercées, de grandes difficultés à surmonter.

Je me suis convaincu plusieurs fois de cette vérité, lorsque j'ai vu pratiquer *l'hystérotomie* par d'autres chirurgiens ; constamment l'opération a été douloureuse, longue et souvent imparfaite.

Ces motifs, la difficulté qu'on éprouve

(1) J'ai vu M. *Lisfranc* demander à une malade pendant qu'il faisait la section du col, *si elle sentait couper*, la malade lu répondit : *Pas encore, vous n'avez pas commencé.*

souvent pour tirer la matrice au niveau de la
vulve, le prolapsus quelquefois considéra-
ble qui en résulte et qui retarde la cicatrisation de la plaie par des froissemens répétés, l'impossibilité qu'il y a d'opérer par ce
procédé, s'il y a ramollissement du col alors
trop friable, l'inconvénient d'exercer des tractions sur un organe malade et déjà enflammé,
et enfin le danger qu'il y a de léser le vagin,
si, d'après d'autres méthodes, on opère dans
cette cavité, m'ont suggéré l'idée d'un instrument appelé *hystérotome* qui exige peu
d'adresse, et qui agissant dans le vagin protégé par le *speculum*, sans exercer de trac-
tion, saisit et coupe circulairement le col de
la matrice, à la hauteur que les parties malades l'exigent.

L'hystérotome, dont le nom vient des mots
grecs υστερα, *matrice*, et τεμνειν, *couper*, est
un instrument peu compliqué, et d'un emploi très-facile ; les pièces qui le composent
sont les suivantes (1) :

(1) Depuis que cet instrument a été dessiné, je l'ai
modifié et rendu encore plus simple. Il peut être
employé pour enlever les polypes de la matrice, et

Un tube d'acier A A de trois lignes de diamètre, et de six pouces de longueur, terminé à l'une de ses extrémités par une airigne double B B dont les branches se rapprochent de manière à saisir fortement le col au moyen d'une tige CC destinée à faire avancer le coulant mobile D, qui doit serrer ou écarter les branches à coulisses de l'airigne B B. La tige C C, qui traverse le tube A A dans toute sa longueur, traverse aussi le manche d'ivoire E qui est terminé par un bouton F, par lequel on fait mouvoir la tige CC à laquelle il est fixé. Au milieu de l'instrument est un cylindre de cuivre G terminé inférieurement par une espèce de poulie H sur laquelle sont le ressort I et le crochet L, qui tient élevé le levier M, qui appuie sur le renflement N du cylindre G qui sert de rappel à la lame O, destinée à couper le col de la matrice. Ce levier M, qu'on élève en pressant sur son extrémité P, reste fixé au crochet L. C'est ainsi monté, et tel qu'on le voit (pl. Iʳᵉ, Fig. Iʳᵉ),

pour l'excision des amygdales, en le faisant faire plus petit.

que *l'hystérotome* doit être introduit dans le *speculum*.

DESCRIPTION DE L'OPÉRATION.

La malade doit être couchée sur le dos, et placée sur le bord de son lit; deux aides doivent maintenir les membres abdominaux fortement écartés, et fixer le bassin de manière à ce qu'il soit immobile. Les jambes doivent être fléchis sur les cuisses, et celles-ci sur le bassin. Il faut faire en sorte que le siége soit élevé et dépasse un peu le bord du lit.

Tout étant disposé comme je viens de l'indiquer, l'opérateur procède à l'introduction du *speculum uteri*, qu'on a eu soin de chauffer un peu, et d'enduire de cérat pour rendre plus facile son entrée et diminuer la douleur que son introduction peut causer.

Avant d'être introduit dans le vagin, le *speculum* brisé que j'ai modifié, V. pl. 2, fig. 2, doit être armé de son *embout* de forme ovoïde, pl. II, fig. 2ᵉ. Cet *embout* d'acier reçoit dans sa cavité A les huit branches B B B B B B B B du *speculum*, ce qui facilite son entrée et évite les douleurs que pourraient causer les inégalités du sommet du cône formé par le rapprochement des branches de l'instrument.

Lorsque le *speculum* a franchi la vulve, et qu'il est déjà avancé dans le vagin, on le débarrasse de son *embout*, que l'on pousse un peu en avant, au moyen de la tige C, et que l'on retire au dehors après avoir un peu écarté l'extrémité utérine des branches, de manière à le laisser passer facilement. La dilation de cet instrument a lieu en tournant les vis D et F qui rapprochent l'anneau G de la base *immobile* du cône qui est formé par le *speculum* non dilaté. L'*embout* retiré de l'intérieur du vagin, on termine l'introduction du *speculum* dont on écarte un peu les branches à mesure qu'il pénètre. La membrane muqueuse qui fuit devant lui forme quelquefois un bourrelet circulaire qui ressemble au col, il faut prendre garde de s'y méprendre et enfoncer doucement le *speculum* de manière à ne pas heurter le museau de tanche, et lui faire éprouver une pression douloureuse. On peut éviter cet accident en dilatant les branches de telle sorte qu'elles puissent recevoir dans leur écartement le col même volumineux de la matrice. Arrivé au fond du vagin, afin de voir de nouveau toute l'étendue du mal, on doit avant d'opérer nettoyer avec une petite éponge ou des bourdonnets de charpie, fixés à la pince de mon *porte-caustique* (pl. Ire, fig. 3e), toutes les mucosités qui ont été chassées devant l'orifice utérin que l'on pourra explorer parfaitement au moyen d'une bougie que l'on met entre l'orifice du vagin et une espèce de miroir métallique concave et poli, appelé *hystéroscope*, que j'ai imaginé pour donner une grande clarté au fond du *speculum* (voyez pl. II, fig. 4). Les rayons de la bougie qui se portent sur le miroir étant réfléchis par celui-ci, forment en convergeant un cône lumineux dont le sommet se trouve au col, et la base sur le miroir même; on est sûr par ce moyen d'explorer parfaitement l'organe malade. Enfin, après avoir confié le manche du *speculum* à un aide, et s'être bien assuré que le museau de tanche est dans la circonférence inférieure de cet instrument, et après avoir retiré le miroir qui devient inutile, on introduit l'*hystérotome* et on pousse la tige C C

qui fait rapprocher les branches et les crochets de l'airigne B B, qui saisit le col plus ou
moins avant, selon que le mal s'étend davantage. Continuant de pousser la tige CC, le
cylindre de rappel G porte au moyen du levier M la lame O au devant des airignes ;
lorsqu'on presse sur les deux détentes P et
Q, cette lame qui est fixée au levier tombe
subitement sur la partie que l'on veut couper,
alors en faisant faire un mouvement de rota-
tion au cylindre G, le levier M tourne autour du col qui est amputé circulairement par
la lame O.

Avant de lâcher les détentes P et Q, il faut
avoir soin de tirer un peu la matrice pour
que le tissu tendu de cet organe puisse être
plus facilement coupé.

On retire ensuite l'instrument à l'extrémité
duquel est fixée la partie du col qui vient
d'être enlevée ; et après avoir sorti le *speculum* on remet la malade dans son lit.

Tous les *speculum* qui ont le diamètre né-
cessaire pour laisser passer *l'hystérotome*, peuvent servir pour pratiquer l'amputation du
col d'après mon procédé ; cependant je trouve

3

préférable le *speculum* brisé que j'ai modifié, parce qu'il se dilate facilement à son extrémité utérine sans se dilater à la vulve.
Comme il est introduit sous un petit volume,
lorsque ses branches sont rapprochées, son
introduction est facile et peu douloureuse.
Pour cacher et protéger la membrane muqueuse du vagin qui pourrait passer entre
l'écartement de ses branches, j'introduis dans
la circonférence de celui-ci un autre *speculum* d'acier excessivement mince et cylindrique qui a le diamètre qu'il faut pour laisser
passer *l'hystérotome*, c'est seulement après
cette dernière introduction qu'il faut pratiquer l'opération (voyez pl. II⁰, fig. 5⁰).

PHÉNOMÈNES CONSÉCUTIFS.

Souvent après l'opération il survient une
série d'accidens qui épouvantent celui qui
les voit pour la première fois. Quel que soit
d'ailleurs le procédé qu'on ait employé, les
phénomènes consécutifs sont de courte durée et dépassent rarement les premières heures qui suivent l'opération.

Le sang, qui coule souvent avec force, forme un caillot qui bouche le vagin et occasione des ténesmes, des selles fréquentes et des besoins factices d'uriner. Il survient des vomissemens quelquefois très-multipliés, des rapports, des hoquets, des nausées qui produisent des angoisses pénibles; la contraction des muscles de l'abdomen et les secousses qui en résultent chassent du vagin le caillot qui avait arrêté l'hémorrhagie. Le sang qui coule de nouveau fait cesser tous ces accidens; mais souvent lorsque l'écoulement se prolonge la face pâlit, le pouls devient faible, il se manifeste des vertiges, des tremblemens, des tintemens d'oreilles, des soubresauts des tendons et plusieurs accidens nerveux; enfin il survient souvent une syncope qui fait cesser tous ces phénomènes et qui doit d'autant moins inquiéter que c'est un moyen que la nature emploie pour arrêter une hémorrhagie rébelle. On doit faire revenir la malade, la tranquilliser, mais se garder de tamponner, à moins que le sang coulant long-temps après la syncope, les jours de la femme ne soient menacés.

3.

Il est très-rare qu'on ait besoin de tamponner, mais lorsqu'on est obligé d'en venir
là, il faut laisser le tampon peu de temps dans
le vagin, parce que, par la pression qu'il
exerce, il peut déterminer des inflammations
et s'opposer à une évacuation sanguine capable de les prévenir ou de les diminuer si
elles existent déjà.

Comme ces accidens ont lieu quelques
heures après l'opération, il serait très-im-
prudent de quitter la femme et de la laisser
seule un instant.

TRAITEMENT CONSÉCUTIF.

Quelquefois les phénomènes que je viens
d'indiquer n'ont pas lieu après l'opération ;
il arrive aussi que lorsque le sang ne s'est
pas écoulé en assez grande quantité, on a à
craindre une fièvre violente. Il faut alors examiner l'état de la malade, et porter le doigt
indicateur dans le vagin pour enlever le caillot qui avait arrêté l'hémorrhagie. De petites
saignées doivent être pratiquées au bras, à
des intervalles plus ou moins longs, suivant

que l'état du pouls le permet, et que les autres symptômes l'exigent. Les petites saignées
qu'on emploie aussi pour arrêter les hémorrhagies diminuent de beaucoup l'intensité
de la fièvre, et font cesser l'inflammation qui
se développe toujours autour de la plaie de
la matrice.

Si on aperçoit des symptômes de gastro-
entérite, et que la malade éprouve des douleurs à l'épigastre, il faut faire une application de sangsues sur cette partie, ordonner
des lavemens et des fomentations à l'eau de
graine de lin, et appliquer des cataplasmes
émolliens, si le ventre n'est pas trop sensible.

Après quelques jours, lorsque tous les
symptômes auront disparu, on fera bien de
nettoyer le vagin avec des injections d'eau
de guimauve; puis, lorsqu'il n'existera plus
d'irritation et que la plaie paraîtra se cica-
triser, on fera de nouvelles injections, d'a-
bord avec de l'eau pure, ensuite avec du
chlorure de chaux à un, puis successivement
à deux, trois, quatre et même cinq degrés.
Cette espèce d'injection active puissamment
la cicatrisation qui est souvent retardée par

les écoulemens en blanc auxquels sont sujet-
tes presque toutes les femmes affectées de
maladies à la matrice.

Ces écoulemens continuant après l'opération, font naître quelquefois des bourgeons
sanieux qu'il faut cautériser avec le nitrate
acide de mercure, au moyen du cautérisateur (pl. I, fig. 3). La cautérisation faite par
ce moyen sur la matrice, non-seulement dé-
truit les bourgeons sanieux, mais encore les
bourgeons charnus que M. *Lisfranc* appelle
luxurieux. Ce célèbre praticien préfère le
nitrate de mercure au nitrate d'argent, parce
que l'expérience lui a prouvé que ce dernier
caustique déterminait sur-le-champ l'écoulement des règles, ce qui cependant est plus
souvent avantageux que nuisible.

Pendant les premiers jours qui suivront
l'opération, on tiendra la malade à une
diète rigoureuse; il faudra de temps en
temps recourir aux saignées révulsives, ordonner des bains, des injections émollientes,
des lavemens. Lorsque la guérison sera complète, on recommandera un régime doux
plus spécialement végétal, on usera avec la

plus grande modération des plaisirs de l'amour, dont on devra s'abstenir entièrement, si on éprouvait encore quelques douleurs.

AVANTAGES DE MON PROCÉDÉ OPÉRATOIRE.

1° L'amputation du col ayant lieu dans le *spéculum*, on évitera les douleurs très-vives que causent les tractions qu'on est obligé d'exercer pour tirer la matrice au niveau de la vulve;

2° On pourra toujours opérer, même dans les cas de ramollissement du col, n'ayant aucune transaction à exercer sur cet organe;

3° Les contractions des ligamens et leur peu d'élasticité qui empêchent de tirer le col au dehors, ne feront pas renoncer à l'opération, pour avoir recours à l'application des caustiques ou autres moyens qui offrent si peu de chances de succès quand le mal est ancien;

4° On aura moins à redouter les métrites qui peuvent résulter des manœuvres violentes qu'on est obligé d'exercer soit par des tractions, soit, comme le fait M. *Hatin*, en

introduisant un instrument dans la cavité
de l'utérus ;

5° Les parois du vagin, les grandes lèvres
et toutes les parties voisines protégées par le
speculum, ne seront pas exposées à être
blessées, si on n'est pas bien exercé à ces
sortes d'opérations ;

6° Le prolapsus de la matrice qui résulte
souvent des tractions exercées sur cet organe n'ayant pas lieu, la cicatrisation ne
sera pas retardée par les froissemens répétés
qu'éprouve la partie inférieure de ce viscère
qui est dans un état de procidence insolite ;

7° L'operation, qui n'exige pas des aides
intelligens et qui ne demande pas beaucoup
d'adresse de la part de l'opérateur, sera plus
facile et plus prompte que d'après tous les
autres procédés ; on emportera complètement et d'un seul coup les parties malades
explorées au moyen du *speculum* et du miroir concave, sans craindre de voir se re-
nouveler l'accident qui est arrivé dernière-
ment à un professeur de l'école ; lorsque la
moitié du col fut coupée, la matrice qu'on
avait, avec beaucoup de peine, tirée au

dehors, rentra dans le vagin, sans qu'il fût
possible de la saisir de nouveau pour terminer l'opération dont les suites ont été si fu-
nestes que la malade a succombé peu de
jours après.

Si l'on m'objecte que *l'hystérotome* ne
peut faire que des sections horizontales et
jamais obliques, je répondrai que les ulcères
cancéreux de la matrice se trouvant presque
toujours autour du museau de tanche et rarement d'un seul côté du col, les sections horizontales sont celles qu'il faut pratiquer
dans le plus grand nombre de cas. D'ailleurs,
si le mal s'étendait en avant seulement sur
les cotés, j'emploierais la lame dont le célèbre et savant professeur M. *Dupuytren* a bien
voulu me donner l'idée. Cette lame, qui est
placée obliquement sur *l'hystérotome,* coupe
en cône rentrant le col de la matrice, et em-
porte ainsi les ulcères latéraux. Cette section
est plus convenable pour la cicatrisation, que
la section en biseau (1), qui ne peut offrir

(1) Je viens de modifier mon *hystérotome* de manière à pouvoir couper en biseau d'un seul côté du
col, à la hauteur qu'on le desire. Cette modification

aucun avantage, et qui augmente l'étendue de la plaie résultant de l'opération; d'ailleurs il pourrait se faire qu'il restât quelques petits germes cancéreux fixés sur le côté qu'on aurait voulu bien inutilement ménager; je pense que lors même qu'il n'y aurait qu'un des côtés du col qui parût être cancéreux, il n'y aurait pas le moindre inconvénient de faire la section au niveau des parties malades, pour être plus sûr de détruire entièrement toute la racine du mal, et pour avoir une cicatrisation plus prompte, la plaie étant plus petite que lorsqu'on coupe en biseau.

Ce qui me fait émettre une opinion opposée à celle d'un grand nombre de praticiens, c'est que l'expérience nous prouve chaque jour qu'il ne faut jamais craindre de trop couper dans les affections cancéreuses, et que pour traiter sans récidive ces espèces de maladies qui résistent à tous les autres moyens, il ne faut jamais oublier cette partie d'un aphorisme du père de la médecine :

« *Quæ medicamenta non sanant, ferrum sanat.* »

répond à l'objection qui m'a été faite par M. Roux et plusieurs autres praticiens.

INSTRUMENS NOUVEAUX.

POUR COMPRIMER ET LIER LES ARTÈRES.

« Non quærens quod mihi utile, sed quod multis. »

Si je me suis principalement attaché à ajouter quelques modifications aux instrumens employés, soit pour comprimer, soit pour lier les artères, c'est que le point le plus important de la médecine opératoire est sans contredit la compression et la ligature de ces vaisseaux, puisque la vie des malades, peut dépendre de la manière dont on fait usage des moyens d'arrêter les hémorrhagies.

Comme l'intérêt de l'humanité est mon seul but, et que mon plus ardent désir est de pouvoir faire quelque chose pour la science, ne fût-ce, d'ailleurs, que pour suivre le conseil que m'ont donné plusieurs praticiens de la capitale, je crois devoir consacrer ici quelques lignes, pour faire connaître mon compresseur et mon *tenaculum* porte-nœuds, ou pince à ligatures profondes.

Ces instrumens, qui ont reçu l'approbation de MM. les professeurs de la Faculté de médecine de Paris, et qui ont déjà été plusieurs fois employés dans les hôpitaux, paraissent surtout devoir être utiles aux chirurgiens militaires et aux médecins exerçant dans les campagnes, parce qu'ils sont presque toujours obligés d'opérer seuls et promptement, à la suite d'accidens et de blessures graves, et que par manque d'aides intelligens ou d'instrumens qui puissent y suppléer, ils sont souvent fort embarassés pour arrêter les hémorrhagies et faire la ligature des artères après les opérations.

Avec ma pince porte-nœuds (1) et mon compresseur, un chirurgien pourrait au besoin pratiquer une amputation de membre et faire toutes les ligatures, n'ayant pour aides que des personnes tout à fait étrangères à l'art.

(1) M. le professeur Récamier a modifié cet instrument; avec sa modification il devient plus compliqué et a l'inconvénient d'être trop volumineux pour être introduit dans une cavité étroite et profonde.

L'application du tourniquet et la compression exercée avec la pelote, ou simplement
avec les doigts, sont les principaux moyens
employés pour arrêter les hémorrhagies pendant les opérations. Tous ces moyens ont
des avantages et des inconvéniens que je
crois devoir signaler, afin de faire juger, par
comparaison, si l'on doit rejeter ou adopter
les instrumens que je propose.

La compression par la pelote ou les doigts
à l'inconvénient d'exiger des aides qui aient
une connaissance exacte de la direction des
artères; car si la pelote se déplaçait, ou si
fatigué par une pression pénible, parce
qu'elle est prolongée, l'aide cessait de comprimer, il pourrait en résulter des accidens
fâcheux; ne connaissant pas le trajet des
vaisseaux, il serait possible qu'il laissât s'é-
couler un grand laps de temps avant de pouvoir arrêter de nouveau l'hémorrhagie dont
la durée, même très-courte, peut souvent exposer les jours des malades. La compression
au moyen du tourniquet est plus sûre et plus
prudente, mais elle a le désavantage de ne
pas permettre de laisser couler ou d'arrêter

subitement le sang si on avait besoin de recourir à ce moyen pour pouvoir trouver et
lier ensuite les artères rétractées dans les
chairs.

Le compresseur que j'ai imaginé offre les
avantages des moyens que je viens d'indiquer, sans présenter aucun de leurs inconvéniens; l'opérateur l'ayant placé lui-même,
peut en confier la garde et la direction à
quelque aide que ce soit, ayant toutefois le
soin de faire presser ou lâcher les branches
de l'instrument, selon qu'il veut laisser couler le sang ou arrêter l'hémorrhagie.

Cet instrument, qui peut être employé pour
comprimer l'artère axillaire et l'artère crurale, peut aussi être appliqué dans tous les
cas où l'on veut traiter les anévrismes des
membres, par la compression que le malade
peut exercer et faire cesser subitement ou
graduellement, selon qu'il le désire.

Avant de donner la description du compresseur (1), je vais parler du *tenaculum
porte-nœud*, ou pince à ligatures profondes.

_____

(1) *Cet instrument a été employé par M. Lisfranc.*

Depuis long-temps, pour arrêter le sang
après les opérations, on a renoncé à l'emploi
des caustiques, des astringens et autres
moyens aussi insuffisans qui exposaient la vie
des malades, en s'opposant aux hémorrhagies d'une manière trop imparfaite.

La ligature des artères est la méthode qui
est généralement adoptée aujourd'hui ; ce
moyen, toutes les fois qu'il peut être prati-
qué, est préférable à tous les autres, parce
qu'il est plus sûr, moins douloureux, et qu'il
détermine plus rarement l'engorgement et la
gangrène, en irritant moins les parties, et en
attirant par conséquent moins l'inflammation.

La ligature des artères se fait en exerçant
sur elles une sorte de compression circulaire
avec un petit ruban composé de plusieurs
fils cirés, placés à côté les uns des autres, et
noués fortement de manière à rapprocher de
son axe tous les points de la circonférence du
vaisseau que l'on veut lier.

La difficulté qu'on éprouve, et souvent
même l'impossibilité de porter et de serrer
une ligature dans une cavité, m'a suggéré
l'idée de ma *pince porte-nœud*, qui offre l'a-

vantage d'aller dans un espace étroit., non-
seulement saisir une artère et porter un nœud
autour d'elle , mais encore la lier fortement
sans avoir besoin d'y porter les doigts. Un
chirurgien peut faire une ligature profonde
sans le secours d'un aide , et sans s'exposer
à déchirer l'artère par des tractions trop fortes, ce qui peut occasioner des accidens fâcheux et nécessiter la ligature médiate qui est
toujours très-douloureuse, et qui a des inconvéniens qui l'on fait rejeter depuis long-temps.

Cet instrument, qui est très-commode pour
lier les artères rétractées dans les chairs après
les amputations , peut remplacer la pince
anatomique, la pince *à valet à patin*, et être
employé avec avantage pour lier les polypes
de la matrice, ayant soin , pour pratiquer
plus facilement cette opération, de faire chan-
ger son extrémité , qui devra être terminée en
forme de cuiller semblable à celles qui ter-
minent les autres pinces à polypes.

Dans la description que je vais donner du
compresseur et de la *pince porte-nœud*, j'indiquerai la manière de se servir de ces deux
instrumens.

DESCRIPTION DU COMPRESSEUR.

Cet instrument, planche 2ᵉ, fig. 6ᵉ, qui est de forme circulaire, et qui a huit à neuf pouces de diamètre, est composé de deux tiges AA et BB qui sont recourbées en arcs et unies ensemble par une charnière C, au dessus de laquelle se trouve le ressort D qui sert à faire écarter les tiges A et B, lorsqu'on veut diminuer la compression, qui ne cesserait d'avoir lieu si on ne faisait lâcher les crans de la crémaillère E, ou si on ne faisait remonter la vis F qui est fixée et tourne dans le coulant G, qui est chargé, au moyen d'un écrou, de rapprocher ou d'éloigner la pelote H. La tige A A qui porte la grande pelote mobile I au moyen de trois anneaux L L L, est terminée supérieurement par un ressort M, qui appuie contre la crémaillère E, qui tient par une vis au grand anneau O, qui a deux ouvertures aux points P et Q pour laisser passer la crémaillère E. Les deux pelotes H et I sont mobiles et peuvent toujours être placées parallèlement, quel que soit le lieu où on les applique.

4

Pour appliquer le compresseur, il faut mettre le malade convenablement selon l'opération que l'on veut pratiquer, et avoir soin de placer toujours la petite pelote H sur l'artère que l'on veut comprimer.

Pour ouvrir l'instrument et écarter suffisamment ses branches, il faut presser sur la crémaillère E, de manière à ce qu'elle ne soit plus engagée par ses crans au point P, et à ce que le ressort M la fasse relever verticalement, pour qu'il en résulte une solution de continuité qui permette au membre de passer dans l'écartement plus ou moins grand des tiges A et B que l'on rapproche ensuite pour exercer la compression, d'abord au moyen de la vis F que l'on tourne, et ensuite en rapprochant les anneaux N et O qui peuvent être plus ou moins éloignés en dégageant les crans de la crémaillère E qui est fortement pressée par le ressort M.

Lorsque, pour faire une ligature, on est obligé de laisser couler un peu de sang pour que cet écoulement indique où est l'artère cachée que l'on veut lier, il faut lâcher d'un ou deux crans la crémaillère E que l'on re-

met ensuite à son premier point, pour réta-
blir la compression qui a lieu subitement et
d'une manière complète.

Cet instrument, malgré son grand diamètre, peut servir pour les bras, parce que les
deux pelotes se rapprochent autant que l'on
veut; mais je crois qu'il vaudrait mieux qu'il
fût plus petit, à moins qu'on ne voulût comprimer l'artère axillaire qui, comme l'artère
crurale, demande un grand diamètre. Pour
comprimer l'artère axillaire, la petite pelote
H doit être placée sous l'aisselle, et la pelote I sur l'épaule.

Ce compresseur, facile à appliquer, peut
être dirigé par un homme étranger à l'art;
l'opérateur pourrait lui-même au besoin le
diriger, puisqu'il n'aurait qu'à lâcher un ou
deux crans pour arrêter ou laisser couler subitement le sang. La compression avec le
pouce offre le même avantage; mais, je le
répète, il faut un aide exercé, qui se trouve
rarement sur le champ de bataille et dans les
campagnes; d'ailleurs, l'aide même intelligent peut être bientôt fatigué et ne pouvoir
prolonger une compression capable d'arrêter

4.

complètement l'hémorragie. Cet inconvénient est d'une bien haute importance, puisque souvent la vie d'un malade peut en dépendre ! (1)

DESCRIPTION

DU TÉNACULUM PORTE-NOEUD.

Cet instrument ne diffère des pinces à coulisses qu'en ce que le coulant X mobile qui
est destiné à rapprocher les lames de la
pince, se meut dans la coulisse O, au moyen
d'une tige A qui sert aussi à faire avancer
entre les deux lames le porte-nœud B B qui
porte au delà des mors C C de la pince,
l'anse de fil résultant d'un nœud qu'on a fixé
sur la pince au point D, et dont on a fait
passer les chefs dans les trous qui se trou-
vent sur le porte-nœud B B comme dans la
figure 7ᵉ, pl. 2ᵉ, et que l'on ramène le long
des branches de la pince en le faisant passer
dans les deux anneaux E E, afin qu'ils ne se
croisent pas et puissent plus facilement être

(1) Ce compresseur a l'avantage de pouvoir être appliqué sur l'arcade crurale.

tirés quand on voudra serrer la ligature.
Tout étant disposé comme dans la fig. 7ᵉ,
pl. 2ᵉ, on se sert de la pince comme d'une
autre pince, et lorsqu'on a saisi l'artère on
pousse par son bouton la tige A qui était re-
tirée, et on porte le nœud en avant de l'artère, comme on le voit fig. 8ᵉ, pl. 2ᵉ. Alors
on tire assez fortement les fils de la ligature
a a pour lier l'artère ; on retire ensuite la tige
A par le bouton F, la pince alors ouverte
laisse l'artère liée. On fait un second nœud
que l'on serre avec le *serre-nœud*, fig. 9ᵉ,
pl. 2ᵉ. En engageant le croissant G entre les
deux fils de la ligature et en poussant l'instrument, on porte le nœud en avant sur le
premier, et on le serre facilement. Comme il
n'y a que le premier nœud qui soit difficile à
faire, ce dernier instrument n'est pas indispensable.

EXPLICATION DE LA IIᵉ PLANCHE.

Fig. 1ʳᵉ. *Utéroceps* pour saisir le col de la matrice, lorsqu'on veut employer le procédé de M. *Lisfranc.*

Fig. 2ᵉ. *Speculum uteri* à huit branches.

Fig. 3ᵉ. *Embout du spéculum.*

Fig. 4ᵉ. *Hystéroscope* ou miroir concave pour examiner la matrice.

Fig. 5ᵉ. *Speculum* plein, cylindrique, destiné à être introduit dans le *speculum* à huit branches, suffisamment dilaté.

Fig. 6ᵉ. *Compresseur* pour les amputations des membres inférieurs et supérieurs.

Fig. 7ᵉ. *Ténaculum porte-nœud,* ou pince à ligatures profondes, armée d'une ligature.

Fig. 8ᵉ. Le même instrument, vu ayant saisi l'artère et le nœud porté en avant.

Fig. 9ᵉ. *Serre-nœud.*

Fig. 10ᵉ. *Porte-nœud* qui se trouve entre deux lames du ténaculum, fig. 7 et 8.

NOTA.

Tous ces instrumens sont dessinés d'après une échelle moitié plus petite, excepté les figures 3, 4, 5, 7, 8 et 10 qui sont de grandeur naturelle.

———

AVIS.

Tous les instrumens, dont il est question dans ce Mémoire, ont été confectionnés avec la plus grande précision par le coutelier *Weber*, passage du Commerce.

On trouve aussi chez le même, et chez *Henri*, rue de l'École de Médecine :

Mon aiguille mobile à manche pour la ligature des artères, dans les cas d'anévrismes.

Mon compresseur pour les seins squirrheux (1), d'après la méthode de M. le professeur *Récamier*.

Mon stéthoscope plus portatif à tubes rentrans.

Ma *clé*, avec panneton à roulette, crochet mobile et manche à charnière.

Mon *denticeps* pour extraire les dents molaires, et mon davier à ressort pour les incisives. Ces deux instrumens ont été depuis

(1) Ce compresseur a été employé à l'Hôtel-Dieu et à l'hospice de la Faculté par MM. Récamier et Lisfranc.

long-temps présentés à l'Académie royale de médecine.

Ma lancette *artériofuge* pour ceux qui n'ont pas encore une grande habitude de pratiquer la saignée. Cet instrument est surtout fort avantageux pour faire les mouchetures qui, par ce moyen, ont toutes la même profondeur. (1)

Mes *porte-sangsues* pour faire des applications au périnée, à l'anus, sur le col de la matrice, etc., etc.

Ma *pince* pour opérer les ongles rentrés dans les chairs, d'après un nouveau procédé. Ce moyen diminue de beaucoup les douleurs.

La *sonde* qui se dilate inférieurement dans la vessie et l'instrument pour opérer les fistules recto-vésicales que M. *Bréchet* et moi avons imaginés.

Mon forceps pelvimètre plus portatif parce que ses branches se plient au moyen de charnières.

_____

(1) Cette lancette est fort commode pour conserver sur sa lame du vaccin qui est protégé par le coulant *artériofuge*.

Je crois devoir ajouter ici une nouvelle observation dont je n'ai eu connaissance qu'après l'impression de mon Mémoire. Ce nouveau fait vient encore militer en faveur de ce que j'ai dit sur le peu de danger que présente l'amputation du col de la matrice, puisque tout récemment on vient d'enlever complètement ce viscère, et que cette opération, qu'on regardait il y a peu de temps comme fabuleuse, vient d'être couronnée d'un succès des plus heureux.

Je vais citer l'observation dont je veux parler, telle qu'on la lit dans un journal de Londres (*The Lancet*), qui du reste ne donne pas de détails sur l'opération.

« M. *Blundell*, célèbre accoucheur an-
« glais, vient de pratiquer avec succès l'ex-
« tirpation complète de la *matrice squir-*
« *rheuse et ulcérée* chez une femme de cin-
« quante ans ; il n'y a eu ni hémorrhagie ni
« aucun symptôme inquiétant. Le seizième
« jour cette femme était complètement gué-
« rie. »

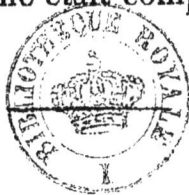

ERRATA.

Page 7, ligne 8, presque toutes ces opérations; *lisez :* plusieurs de ces opé-rations.

Page 24, ligne 4, pinces de Mus-seux; *lisez :* pinces de *Muzeux*.

Page 24, ligne 15, fig. II; *lisez :* fig. Ire.

Page 30, ligne 21, pl. II, fig. 2e; *lisez :* pl. II, fig. 3e.

Fig. 1

Hystérotome ayant saisi le col de ... ...
... lame portée sur cet Organe.

Fig. 2

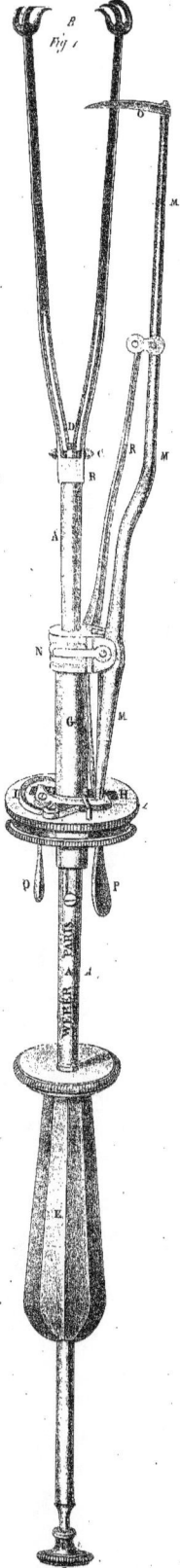

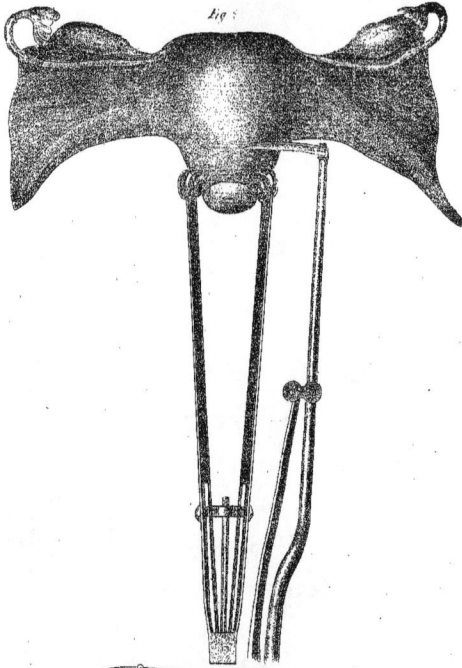

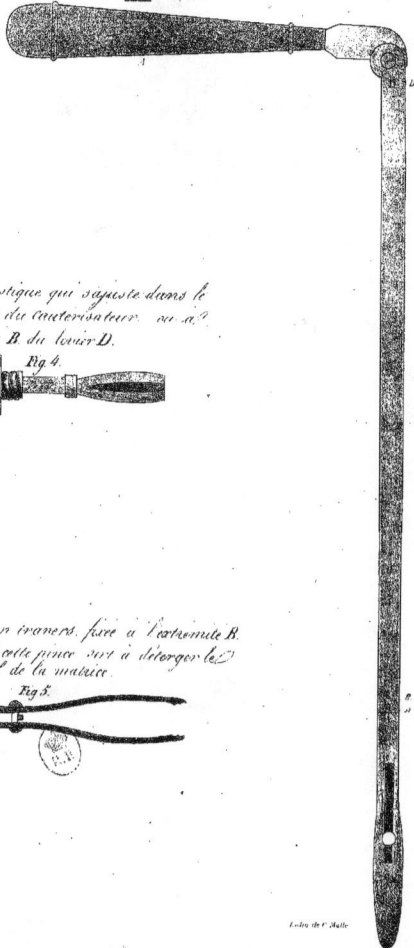

Porte caustique qui s'ajuste dans le
manche A. du cautérisateur ou à
l'extrémité B. du levier D.

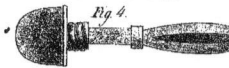

Fig. 4

Pince vue en travers, fixée à l'extrémité B.
du levier D. cette pince sert à déterger le
vagin et col de la matrice.

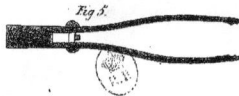

Fig. 5

Fig. 3 Cautérisation.

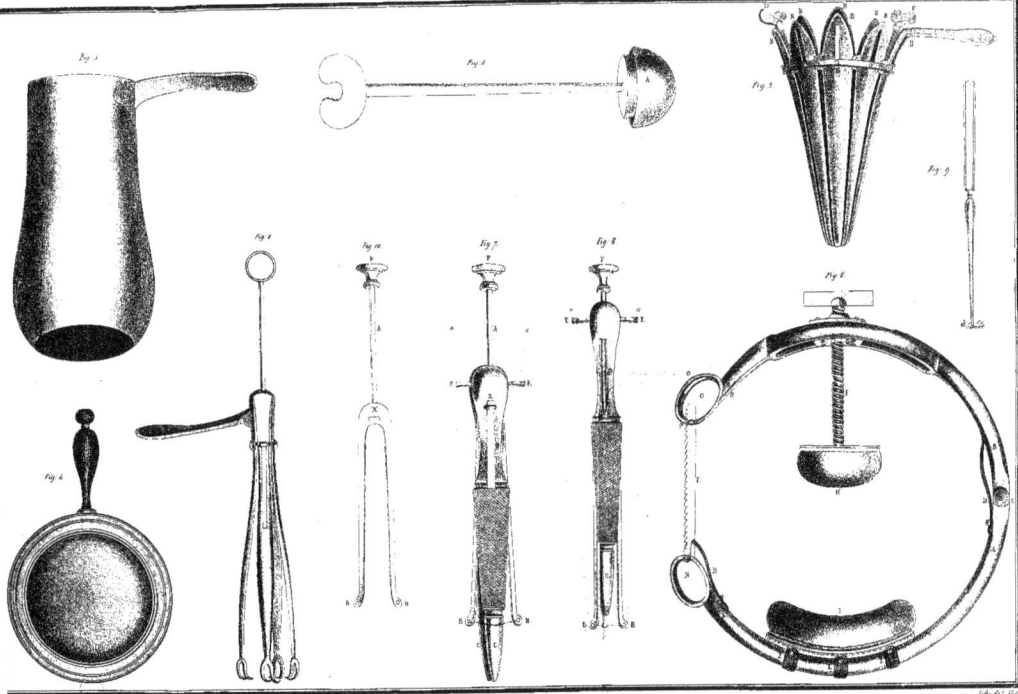